LA RÉNOVATION

DE

L'ART DE GUÉRIR

PAR

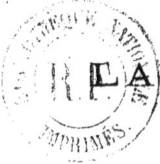

LA MÉDECINE NATURELLE

CATALOGUE

DES

SPÉCIFIQUES DE NATURE VÉGÉTALE ET MINÉRALE

NON TOXIQUES

Dont l'emploi scientifiquement justifié constitue

La Méthode de Ch. DÜRR,

Docteur ès sciences naturelles,

Avec l'indication du mode d'emploi spécialement destiné aux médecins par vocation, désillusionnés sur l'efficacité des antiseptiques et des poisons composant la pharmacopée meurtrière moderne

---

« Pour atteindre à la vérité il faut, une fois
» dans sa vie, se défaire de toutes les opinions
» que l'on a reçues, et reconstruire à nouveau
» et dès le fondement tous les systèmes de ses
» connaissances. »

DESCARTES.

LA RÉNOVATION

DE

L'ART DE GUÉRIR

PAR

LA MÉDECINE NATURELLE

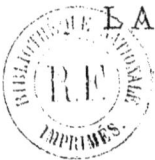

AVANT-PROPOS

En prenant au pied de la lettre les doléances qui figurent au rapport, fait au nom de la Commission d'assurance et de prévoyance sociales, inséré dans le *Journal officiel* du 20 mars 1896, tendant à faire allouer par la Chambre aux divers laboratoires de nos Facultés de médecine une somme de 250,000 fr. pour RECHERCHES SCIENTIFIQUES, en vue de réduire les cas de maladie et de mort, je m'imaginais qu'il suffirait d'informer ladite commission, que je tenais à la disposition d'une sous-commission de médecins mes propres découvertes, basées sur la connaissance exacte que j'avais acquise, en les étudiant, des phénomènes chimiques complexes, qui se passent à tout instant au sein de notre économie, soumise aux lois de la chimie générale, et de la chimie organique en particulier, dont la fermentation alcoolique est le point de départ initial, lesquelles découvertes mises en pratique eussent coupé court à des recherches qu'on poursuit vainement dans tous les laboratoires officiels, y compris ceux de l'Institut Pasteur et de Garches, qui ont déjà englouti tant de millions inutilement GASPILLÉS et tant de vies humaines, sacrifiées au moloch de l'ignorance. Cependant je me trompais ! Car on garda le silence, quoique mes offres eussent mérité de susciter l'attention, parce qu'elles s'étayaient sur des raisonnements qui sortaient de la banalité des nombreuses spéculations, ayant pour but la recherche D'AGENTS qualifiés de — MANGEURS — de MICROBES — par le chef actuel de l'Institut Pasteur, théorie qui ne put éclore que dans l'imagination d'un — détraqué — lorsque l'on réfléchit que nos granulations moléculaires existent à raison de plusieurs millions par millimètres cubes, au sein de nos liquides normaux.

Toutefois, mes mémoires adressés, soit à la Chambre, soit à la Commission d'assurance et de prévoyance sociales, eurent le privilège de faire refuser les crédits, demandés plus spécialement pour les laboratoires de l'Institut Pasteur et de Garches, lesquels venaient d'encaisser les 5 ou 6 millions escroqués au public par le *Figaro*, les 800,000 fr. versés par Mme Lebaudy, les 2 millions donnés par Mme veuve Hirsch, sans compter les sommes énormes que l'État, c'est-à-dire les contribuables, versent annuellement aux chefs de ces deux officines subventionnées par nos intelligents gouvernants, dont les bénéficiaires seraient fort embarrassés de justifier l'emploi, si lesdits gouvernants que l'intérêt des gouvernés préoccupe si peu, se décidaient à susciter une enquête sur ces détournements. Donc, après deux années de vains efforts, j'ai décidé de mettre les divers spécifiques que j'ai découverts contre — *toutes les maladies* — réputées INCURABLES, à la disposition des médecins — *de vocation* — que l'État éducateur a aussi indignement trompés, depuis que les théories d'un CRÉTIN ou d'un FOU, il n'y a pas de milieu, constituent la base de l'enseignement en SORBONNE, de la fermentation alcoolique à yase clos et de la fermentation putride, processus importants mal observés, que le simple bon sens devrait faire rejeter comme indignes de figurer dans l'enseignement supérieur, parce qu'elles sont purement imaginaires !

Dans mon EXPOSÉ DE LA MÉDECINE NATURELLE, j'ai déjà fait remarquer l'importance qu'il y aurait à stimuler l'action que les *leucocytes salivaires* ou ferments de la salive (si improprement désignés sous la dénomination de MICROBES par les ignorants bactériologistes) exercent sur la réduction des aliments, et sur leur transformation en substance glycogène, base de la fermentation animale, à laquelle le foie biliaire fournit journellement de 15 à 1,800 grammes de bile, chargée de fournir à son tour une quantité équivalente de sucre à l'économie, à la condition expresse, que l'action des prétendus MICROBES DE LA SALIVE — qui ne sont autres que le ferment dénommé DIASTASE, ne soit pas entravée par l'ingérence d'antiseptiques et de poisons, lesquels ne peuvent que contrarier la fermentation stomacale intestinale ou DIGESTION, laquelle se produit précisément sous l'influence initiale unique — des microbes de la salive, sans la présence desquels aucune digestion ne serait possible.

Tous les médicaments que j'ai créés tendent donc au même but :

1º Favoriser la production de la substance saccharine que les ACINI GLYCOGÉNES secrètent pendant la digestion, sous l'action prépondérante du ferment biliaire ;

2º Combattre la suroxydation de nos sucs gastriques, au moyen d'une base minérale non TOXIQUE, très soluble, pour empêcher le liquide biliaire de passer à l'état de soude caustique et finalement à l'état d'acétate d'ammoniaque, à la suite de sa combinaison avec les sucs gastriques peroxydés;

3º Ramener le liquide biliaire passé à l'état visqueux gras (également remarqué sur la levure) à sa couleur et à son état fluide naturels ;

4º Combattre les effets des — CHAMPIGNONS — parasites PUTRIDES et CARNASSIERS, au moyen de plantes aseptiques, non toxiques, dont le cambium terreux, a le privilège de réduire l'effet de ces corps et de diminuer à la fois la virulence du sang biliaire.

J'ai donc la conscience d'avoir fait une œuvre utile (1), car la médecine que j'ai créée d'un bloc après de longues recherches, me permet d'affirmer à la suite de cures obtenues, qu'un RIEN peut sauver un malade, l'art de guérir étant un SIMPLE TOUR DE MAIN pour le praticien non endurci devant les souffrances et la destruction de ses semblables, qui cherche à s'instruire, auquel j'indique à la fois les causes exactes de nos maladies et les moyens bien simples de les combattre, ressources que ne lui offriront certainement JAMAIS les recherches que les Facultés de médecine poursuivent dans leurs laboratoires depuis plus d'un quart de siècle, vainement. Certains psychologues, en cherchant à préciser la différence qui existe entre l'intelligence et l'instinct, firent observer qu'un chat meurt de faim à côté d'un tas de blé qui nourrit largement un rat. Cette définition banale est exacte! Toutefois il est également exact d'admettre aussi, que L'INSTINCT du chat et celui du chien, indique à ces BÊTES, quelles sont les plantes herbacées de nos champs, capables de les guérir. Sous ce rapport, l'homme moderne est donc inférieur à la BÊTE, dès l'instant qu'il se laisse aussi — bêtement — antiseptiser et empoisonner, par de prétendus savants. Enfin, comme beaucoup de spécifiques employés en médecine, après avoir été dénaturés chimiquement furent empruntés par l'homme civilisé à des peuplades, traitées pourtant de sauvages, le quinquina, par exemple, rapporté de la Guyane par la femme d'un gouverneur de la Guyane anglaise, on est fondé à penser que la médecine naturelle a été découverte par les animaux, auxquels les peuples primitifs durent ainsi les premiers rudiments de l'art de guérir !

Les charlatans modernes qui se livrent aux recherches soi-disant scientifiques, et dont quelques-uns pontifient parfois si sottement, sont donc comparables à ceux que Plaute nous montre tellement accablés de besogne, qu'ils n'ont que peu de temps à consacrer aux clients qui encombrent leurs antichambres. Ils viennent de remettre la cuisse à Esculape, et vont remettre le bras à Apollon ! Ce n'est certes pas à ces pédants là que Littré (qui professait les sentiments les plus élevés pour la science médicale), flétrit dans toutes ses œuvres (2) que je dédie cet opuscule, mais aux médecins qui prennent à cœur de faire progresser la science et la médecine véritable, scientifiquement définie, laquelle repose simplement sur ces principes fondamentaux de la Médecine hippocratique :

Ramener aussi promptement que possible l'URINATION, la TRANSPIRATION, les SÉCRÉTIONS NASALES PECTORALES et PÉDESTRES, et finalement la DÉFÉCATION, lorsque ces fonctions importantes de la vie sont enrayées à la suite des variations différentielles de la température; cause primordiale de toutes nos maladies, l'organisme animal étant, je le répète, soumis aux lois de l'*absorption*, de l'*assimilation* et de l'*expulsion*, non seulement des aliments liquides et solides de la nutrition, mais encore à celle des gaz constituant les principes immédiats qu'on rencontre avec une aussi grande stabilité dans la composition des corps vivants de nature animale ou végétale.

Paris, le 15 janvier 1898.

(1) Dans un mémoire adressé à M. le Secrétaire perpétuel de l'Académie de médecine en 1895, c'est-à-dire avant la disparition de l'encombrant père de l'antiseptie, je faisais déjà ressortir, soit dans ce mémoire, soit dans deux exemplaires de mon livre sur *la Vie*, qui accompagnaient ledit mémoire, la nécessité qu'il y aurait de revenir à l'ancienne médecine et à la morale des anciens praticiens mis à l'index par les DROUARDEL, les CHARCOT, les DIEULAFOY, les CORNIL et autres charlatans académiques, partisans convaincus de la vaccination, de la revaccination, de la sérothérapie et autres méthodes prophylactiques et curatives absurdes qui seront la honte de cette fin de siècle de dégénérescence morale et de corruption.

Or, après deux années et plus de réflexions, voici ce que l'honorable docteur Hubert Boëns, président de la Ligue universelle des antivaccinateurs, constate dans le numéro du 20 février du *Médecin de Bruxelles*, organe de l'école médicale belge, resté constamment fidèle à l'hippocratisme : « L'Académie de médecine de Paris, dans sa séance du 25 janvier 1898, vient de relever » solennellement le drapeau de l'École hippocratique que la science française avait répudiée sous les ordres de son idole passa- » gère — l'illustre PASTEUR, etc., etc. »

Cependant, comme les théories de ce sinistre farceur furent enseignées pendant plus d'un quart de siècle en Sorbonne, on peut déduire de ce fait que les 4.000 médecins que les Facultés déversent annuellement sur la société ne savent pas la *médecine*. — Je n'ai jamais dit autre chose dans mes communications aux académies.

(2) G. DAREMBERT.

DU LAXATOL

Les puissants moyens dont l'art pharmaceutique moderne dispose actuellement, pour arriver à comprimer sous un petit volume des médicaments réduits, pulvérisés, que le malade peut absorber facilement, au moyen de quelques gorgées d'eau ou mieux de tisane reconstituante, *sans dégoût*, m'ont engagé à combiner une quantité relativement considérable de CASCARA SAGRADA et de RHUBARBE pulvérisées, sous forme de pastilles d'un petit volume, que la personnne que le médecin voudra purger sans FATIGUE et sans nausées, absorbera de préférence à l'huile de ricin et à d'autres purgatifs dilués ; la répugnance que beaucoup de malades manifestent pour les purgatifs en général, étant le plus souvent un obstacle invincible à leur guérison.

Ces pastilles sont donc appelées à rendre un service éminent en médecine, la constipation étant l'état général des générations modernes, antiseptisées et intoxiquées à outrance, depuis l'introduction de la toxicologie expérimentale et de l'antiseptie (dont je pense avoir fait justice dans mes différents écrits), dans la thérapeutique empirique officielle, par des ignorants novateurs, qui n'avaient pas la plus petite idée de la fermentation initiale alcoolique; dont nos appareils digestifs et le foie sont le siège initial constant et latent ; de même qu'ils ignoraient aussi, que le côlon est le siège de la fermentation putride, par la raison, que le ferment biliaire et les sels qui résultent de sa combinaison avec les sucs gastriques acides, continuent à fermenter dans les différents replis de notre appareil excréteur et contribuent à vicier le sang veineux, lorsque les sucs putrides sont ramenés dans le foie par les vaisseaux afférents quand les fèces stationnent dans le *cæcum*.

Cependant, comme l'effet des pastilles jaunes comprimées, mixtes, ne suffit pas pour atténuer l'acidité des sucs gastriques, j'ai ajouté un produit minéral, également comprimé (que j'ai découvert),— FACILEMENT SOLUBLE — lequel remplit, à l'égard des sucs gastriques hyperoxydés par les poisons administrés ou les antiseptiques, le rôle d'oxyde basique, capable d'atténuer la virulence acquise par lesdits sucs gastriques, passés à l'état virulent des acides concentrés, dont les pastilles jaunes, en liquéfiant les FÈCES, entraînent les résidus, lesquels passeraient eux-mêmes à l'état visqueux virulent, s'ils n'étaient régulièrement expulsés. Cet oxyde basique est comprimé en pastilles blanches, composant l'ensemble des quarante pastilles de chaque boîte. Le praticien fera donc prendre,— selon le tempérament du malade et selon la quantité de matières fécales à expulser — soit deux pastilles jaunes, avec une pastille blanche, avalées au moyen d'une tasse de tisane angioitique, le soir avant que la personne à purger ou à laxer s'alite ; l'effet se produira alors le lendemain matin, parce que la chaleur du lit favorise la combinaison purgative, chimique, stomacale intestinale. Augmenter de une pastille jaune en cas d'insuccès, et faire prendre le même soir de petits lavements chauds miellés On pourra aller jusqu'à quatre et cinq pastilles jaunes et deux blanches en cas de résistance opiniâtre (1).

Régime. — Pas de lait, pas d'eaux minérales, pas de mets vinaigrés, pas de fruits et surtout ne pas se refroidir; boire de l'eau rougie pendant les repas.

(1) **Remarque importante.** — Il est de la plus grande importance de laisser un jour d'intervalle, entre chaque laxation. Laisser reposer le malade pendant trois ou quatre jours, en cas de fatigue, et cesser le traitement lorsque les selles alvines ne sont plus ACIDES.

Le Laxatol est préparé par **Ch. GARNIER,** pharmacien de 1ʳᵉ classe

Lauréat de l'Ecole supérieure de Pharmacie de Paris

Selon la formule de **Ch. DÜRR, Docteur** ès sciences naturelles,

Avenue des Ternes, 100, PARIS

PRIX : **3 fr.** *la boîte de 40 pastilles*

PURGATIF OLÉAGINEUX

A BASE DE SELS CONCENTRÉS

Contre la Fluxion de poitrine, les Bronchites aiguës, etc.

Le praticien, qui se sera pénétré du rôle considérable qu'exercent la MUCOSINE et ses dérivés albuminoïdes, tels que les mucus de l'expuition et les sécrétions cervicales expulsées au travers de la tige pituitaire et des fosses nasales, lorsque ces — HUMEURS — phlegmasiques suroxydées par le FROID, passent de l'état naturellement fluide et filant à l'état virulent des acides concentrés, dilués, d'où résultent l'épaississement des mucosités *laryngiennes* et *nasales* et la production de bacilles, se rendra un compte exact du phénomène *physico-chimique* caractérisant la fluxion de poitrine, contractée à la suite de chauds et froids accumulés, ou d'un long refroidissement, qui déterminent l'arrêt de l'urination, de la transpiration, de la défécation, etc., et finalement la fièvre, lorsque ces fonctions ne sont pas immédiatement rétablies.

Car si le malade se gorge de vin chaud et se couvre, dans le but de rétablir la transpiration, il est évident que, soit la surélévation de la température ambiante, soit la surélévation de la température interne, au moyen de VIN SUCRÉ ou de toute autre boisson chaude, entraînent fatalement la fermentation tumultueuse du sang avec un développement anormal de chaleur, de gaz, et de vapeur d'eau, qui se concentrent particulièrement dans les poumons obstrués (1).

En effet, lorsque les mucosités tenaces de l'expuition obstruent les bronches, dont une partie des valvules est incapable de fonctionner régulièrement, il est évident que le malade sera finalement asphyxié par le volume anormal de gaz et de vapeur d'eau qui se développe sans cesse et sans relâche, si les issues naturelles ne sont pas désobstruées. Mais comme aucun purgatif n'opère avec efficacité dans les cas graves, j'ai imaginé un purgatif oléagineux à sels concentrés, qui m'a donné les meilleurs résultats, en ce sens, que l'huile neutralisée, employée comme base, débarrasse les bronches, en même temps que l'obstruction anale est vaincue.

Quelques praticiens ont imaginé dans ce cas d'administrer le CALOMEL. Mais j'ai vu deux cas d'empoisonnement se produire au moyen — de ce CHLORURE DE MERCURE — qui passe à l'état de toxique violent, lorsqu'il se combine dans les appareils digestifs avec des sels; ce fait m'a donc engagé à créer ce puissant dérivatif ou purgatif, NON DRASTIQUE, qui est tout à fait inoffensif, quoi qu'il agisse sûrement. Les empoisonnements au moyen du calomel se produisent surtout, lorsqu'on administre un bouillon salé au patient, pour stimuler l'action de ce poison. On administrera le purgatif oléagineux par cuillerées à bouche, à demi-heure d'intervalle et on administrera en même temps des lavements effervescents chauds.

La Tisane angioitique stimule l'effet de la purgation et reconstitue l'économie en même temps qu'elle favorise les évacuations.

(1) Cet accident se produit toujours lorsque le malade n'arrive pas à déterminer la transpiration, l'urination, etc.

Préparé par **Ch. GARNIER**, Pharmacien de 1re classe

Lauréat de l'École supérieure de Pharmacie de Paris

Selon la formule de **Ch. DÜRR, Docteur** ès sciences naturelles,

Avenue des Ternes, 100, PARIS

PRIX DU FLACON : **5 fr.**

DE L'ANTIBILE MALTOSÉ

Ce purgatif, à base de MALTOSE (1) mélangée à des sels D'EPSON et de GLAUBER constituant la base de toutes les eaux purgatives artificielles ou naturelles, a sur ces eaux l'immense avantage de contenir sous un moindre volume D'EAU, une quantité beaucoup plus considérable de principes dépuratifs solubles, capables de régénérer le liquide biliaire lorsqu'il est passé à l'état gras visqueux, remarqué aussi sur la levure, en même temps que la maltose surajoutée, contribue à augmenter, dans une certaine proportion, la quantité do substance saccharine glycogène, secrétée par les ACINI, lesquels fournissent journellement à l'économie les 15 à 1,800 grammes de sucre provenant de la saccharification des substances amylacées de la nutrition végétale, qui entrent pour une si large part dans l'alimentation générale, sans la sécrétion constante desquels 15 à 1,800 grammes de glycose, il ne se produirait au sein de notre économie — ni ALCOOL FAIBLE — ni ACIDE ACÉTIQUE FAIBLE, ni SUCS GASTRIQUES PLUS OU MOINS OXYDÉS, sans le concours desquels aucune digestion ne serait possible.

Chaque tube d'antibile contient un peu moins de 30 grammes de sulfates ramenés à un degré de siccité fixe, qui permet d'établir un dosage exact et connexe au tempérament de chaque patient que le praticien sera appelé à traiter.

Car, s'il suffit d'une forte cuillérée à café, ou deux, pour purger certains individus d'un tempérament robuste, certaines personnes du sexe faible sont beaucoup plus difficiles à émouvoir.

Le médecin fera donc bien d'essayer l'antibile, d'abord sur lui-même ou sur son entourage, en se pénétrant de l'idée qu'une purgation administrée — *au petit bonheur* — en débilitant un malade fera plus de mal que de bien à ce dernier. Il est par conséquent très imprudent de dire simplement à un patient PURGEZ-VOUS! sans lui indiquer soigneusement: 1° la quantité dosimétrique qu'il devra prendre ; 2° le nombre de selles qu'il devra obtenir, surtout dans le cas où il s'agit d'un CURAGE sérieux, ayant pour but de vider le CÆCUM et le DIVERTICULE du malade, encombrés de matières hydro-carburées NOIRATRES, qui ne sont généralement éliminées qu'après dix, quinze ou même vingt doses administrées à un ou à deux jours d'intervalle par doses pondérées, capables de produire chaque fois trois ou quatre selles pâteuses, fluides ou liquides. Ces dernières se composent surtout de bile, le plus souvent verdâtre au début, et finalement d'un vert foncé tirant SUR LE NOIR, dont la virulence est patente, en ce sens que les SÉROSITÉS expulsées ont acquis la causticité des acides MINÉRAUX concentrés dilués, phénomène chimique qui s'explique au surplus dès l'instant que nous savons qu'il entre du fer impalpable atomique électro-magnétique, du soufre, du phosphore, de la soude, de la magnésie, de la chaux, de la silice, etc., etc., dans la composition chimique de nos tissus.

L'antibile dilué dans son équivalent de tisane angioitique chaude et dans deux équivalents d'eau froide potable, se dissout en quelques minutes, si on a le soin de remuer la combinaison à plusieurs reprises, et se prend le matin — à jeun. — Il guérit RADICALEMENT LE DIABÈTE, L'ALBUMINURIE, après quinze ou vingt jours d'un traitement rigoureusement observé, dont j'ai indiqué la cause *chimique* exacte, c'est-à-dire la dégénérescence d'une partie considérable de la substance glycogène qui passe à l'état de MANNITE ou sucre incapable de produire de l'alcool lorsque les *leucocytes salivaires*, dont l'ensemble constitue la DIASTASE, si mal définie par Payen, ne parviennent pas à transformer en sucre assimilable les produits de la digestion, laquelle est une *fermentation*, lorsque d'inconsuients praticiens ordonnent, soit des eaux minérales gazeuses ou non gazeuses, soit des acides neutres, (qui sont tous des antiseptiques, c'est-à-dire des antiferments), soit des poisons qui nuisent lorsqu'ils sont ingérés dans les appareils digestifs des malades, dont l'emploi ne repose sur aucun raisonnement scientifique défini et encore moins définissable.

Il m'est arrivé plusieurs fois, d'arrêter net l'hémoptysie chez des phtisiques sanguins, la maltose étant un hémostatique de premier ordre. Expérimentation qu'il est facile de pratiquer à la première occasion sur un phtisique, lequel sera guéri radicalement en quinze jours ou trois semaines, à la condition, qu'il suive strictement le traitement bien simple que j'indique, et que je spécifierai encore

---

(1) La maltose n'a rien de commun avec le malt Kneipp qui est simplement du malt brûlé ou torréfié *farbmalz*, dont les brasseurs se servent pour colorer la bière, c'est-à-dire ayant perdu toutes les qualités analeptiques du véritable malt.

plus exactement, lorsque le praticien voudra bien me tenir au courant des progrès qu'il obtiendra dès le début, lesquels ne pourront que l'encourager à persister dans la voie ou il s'est engagé.

Mode d'emploi. — Les tubes contiennent la dose forte de 30 grammes qu'un homme robuste ou une personne du sexe fortement constipée peut prendre sans danger.

Pour purger à l'antibile maltosé les malades faibles, chlorotiques, anémiques ou phtisiques TRÈS AVANCÉS, on commencera par faire diluer une cuillerée à café *d'antibile* dans une tase de tisane angioitique chaude, que l'on administrera le matin à jeun, et sur laquelle le malade boira immédiatement PAR PETITES GORGÉES une tase de tisane — PURE — Dans le cas ou l'effet ne se produirait pas après une heure d'attente, le praticien prescrira une deuxième dose équivalente, qui chez certaines personnes faibles, fortement constipées, pourra être élevée jusqu'à trois et même quatre cuillerées à café — le même jour — mais toujours à jeun, sans danger.

Pour stimuler l'effet, le patient boira de la *tisane* tiède ou chaude ou, s'il préfère, une tasse de thé léger ou de café noir faible, — par petites gorgées, à dix minutes d'intervalle après un intervalle de vingt-cinq à trente minutes, lorsque l'effet ne se produit pas.

Mais comme la plupart du temps c'est — LE BOUCHON — rectal, provenant de la stase du coagulum arrêté dans l'S iliaque qui s'oppose à l'élimination des fèces disséminés dans les replis du côlon, dont chaque coagulum est séparé de son voisin par un volume de gaz plus ou moins considérable qui forme contre-pression, en raison de l'élasticité desdits gaz plus ou moins nauséabonds, contribuant à ballonner le ventre peu ou prou, il faut que le malade se résigne à prendre la veille ou le jour même, de petits lavements d'eau miellée aussi chauds qu'il pourra les supporter. Le bouchon — de Raspail — attaqué par des lavements tièdes d'eau pure, d'huile, de graine de lin, etc., ne cède pas aussi facilement en effet, que sous l'action combinée de la chaleur de l'eau et du miel dilué, qui a la propriété de développer un *commencement de fermentation* au sein des fèces constituant le bouchon formant obstacle, d'où résulte l'expulsion finale en raison du mouvement que détermine toute fermentation (1).

Comme je n'écris pas ici pour la galerie, je ne crains donc pas d'entrer dans les plus minutieux détails de ce processus important — DÉNOMMÉ PURGATION — qui n'est autre que le résultat de la combinaison chimique des sels dilués, avec la bile à base alcaline ACIDE, d'où résulte la neutralisation partielle et progressive de l'oxyde en excès, que le liquide biliaire, en se combinant avec le gaz carbonique non suffisamment éliminé, enlève à ce gaz, d'où résulte la bile plus ou moins foncée que le malade n'expulsera que lorsque le purgatif salin attaquera directement les fèces accumulées dans le DIVERTICULE.

Curage important que l'on n'obtiendra jamais au moyen d'eaux minérales naturelles ou artificielles qui ÉCŒURENT, RELAXENT, mais ne purgent pas !

Régime. — Pas de vinaigre, pas de lait, pas d'eau minérale, pas de vins astringents : de Bordeaux, au malaga, à la noix de coca ou de kola, au tannin, qui constipent.

(1) **Remarque importante.** — Mettre toujours un jour d'intervalle et parfois deux jours entre l'administration de l'antibile, pour donner au malade le temps de se reprendre. En cas de fatigue, le laisser reposer trois ou quatre jours, mais ne pas cesser brusquement la cure. Espacer de trois à quatre jours lorsque le mieux se fait sentir.

Préparé par **Ch. GARNIER**, Pharmacien de 1re classe

Lauréat de l'École supérieure de Pharmacie de Paris

Selon la formule de **Ch. DÜRR, Docteur** ès sciences naturelles,

Avenue des Ternes, 100, PARIS

PRIX DES 2 TUBES : **1 fr. 20**

PASTILLES ANTIPHLEGMASIQUES MIXTES

COMPRIMÉES

Contre la Migraine, les Névralgies, la Goutte, les Rhumatismes, etc.

L'ANTIPYRINE étant l'un des rares produits de la chimie moderne qui agisse réellement sur les mucosités nasales, lesquelles, lorsqu'elles passent de l'état fluide filant à l'état visqueux gluant acide, sont difficilement secrétées et expulsées par la glande et la tige pituitaires, état pathogène d'où résulte non seulement la *névralgie* ou *migraine tenace*, mais finalement aussi l'état névralgique général, lorsque la mucosine et la chondrine suroxydées, saturées de corps filamenteux, ne parviennent plus à entrainer, soit les particules minérales (*phosphates, carbonates, etc.*,) non utilisées, qui entrent dans la composition de nos tissus cartilagineux, osseux, etc., soit les sels provenant de la désorganisation constante et latente des os par l'acide chlorhydrique faible, que l'économie sécrète en même temps que les différents autres acides FAIBLES qui contribuent à la destruction normale constante et à la réorganisation latente de nos éléments anatomiques, dont les matériaux microscopiques détruits doivent être constamment éliminés.

Or, cet encombrement des séreuses par des concrétions minérales, ne se limite pas simplement à la présence des particules de carbonate, de phosphate, de silice, solidifiées sous l'influence des sérosités suroxydées, mais on remarque encore la présence de cellules épithéliales, détachées des séreuses elles-mêmes, juxtaposés en lamelles granuleuses ou non, gonflées ou non, mélangées à des flocons de mucosine, à des gouttes d'huile qui, dans l'hydropisie du scrotum sont mélangées à des paillettes brillantes de cholestérine.

La présence de ces matériaux ne peut donc pas être attribuée à l'action de MICROBES de NATURE ANIMALE, ainsi que les Pastoriens l'admettent. Car je ne sache pas que des animaux aient la faculté de déterminer une réaction chimique organique, comme celle qui détermine aussi la formation des concrétions minérales qui se forment, soit dans le foie biliaire, soit dans la vésicule de ce nom, soit dans le rein, soit dans la vessie, en un mot dans l'un ou l'autre de ces organes où le mal se localise, à la suite de l'altération purement chimique atmosphérique, que subit le liquide lymphatique, chargé d'alimenter l'économie générale des principes acides, dont la mucosine est un dérivé phlegmasique naturel constant.

C'est donc encore une fois prendre l'effet visible pour la cause invisible, que d'attribuer la suroxydation de nos liquides normaux à la présence des *bactéries, bacilles*, etc., qui subissent au contraire l'influence que les principes gazeux immédiats, non régulièrement éliminés exercent sur nos liquides normaux, lorsque ceux-ci passent à l'état virulent, d'où résultent alors les sels et les cristaux qui se forment également aussi au sein des strates tertiaires!

Enfin, comme les pastilles antiphlegmasiques ont la double faculté de ramener les mucosités concrètes à leur état filant naturel, en atténuant la virulence acquise par la chondrine, l'acide cérébrique et les différents acides qui se développent en nous, le praticien ordonnera aux névralgiques, aux goutteux, aux rhumatisants, de deux à trois pastilles analgésiques par jour, à prendre entre les repas, au moyen de la tisane ANGIOTIQUE, l'eau étant, je le répète, le meilleur des dissolvants. Faire dissoudre chaque fois une pastille dans une tasse de tisane chaude (1). Purgation au laxatol tous les deux jours au début du traitement pour déblayer le terrain. Purgation à L'ANTIBILE ensuite, comme elle est indiquée précédemment. Tisane, tous les jours 75 centilitres.

Bains chauds une fois par semaine, réglés à 35° centigrades et progressivement élevés à 38, 39 et 40° centigrades, que le malade supportera pendant cinq à six minutes seulement à ce degré élevé, pour susciter la transpiration et l'expulsion des sels utilisés non éliminés.

Frictions légères à l'huile végétale aseptique; en cas d'inflammation, appliquer de petits cataplasmes oléagineux sur l'enflure, spécifiques qui seront expédiés sur demande spéciale.

Bains de pieds à l'eau chaude dans laquelle on aura fait dissoudre une poignée de sel, en y ajoutant un demi verre de bon vinaigre de vin. Ce procédé peut être employé aussi contre les ENGELURES des mains et des pieds. Eviter que le malade se refroidisse pendant que le purgatif opère et après les bains (2).

Pas de lait, pas d'eau minérale, pas de mets vinaigrés, ni de fruits acides. Eau rougie pendant le traitement.

Pour le traitement du CROUP, de la DIPHTÉRIE, de la FIÈVRE TYPHOIDE, des FLUXIONS DE POITRINE, de la TUBERCULOSE AVANCÉE, etc., MM. les praticiens qui voudront bien demander à l'auteur de la méthode la marche à suivre pour juguler le mal (en vingt-quatre heures pour ce qui concerne la fièvre typhoïde), seront mis au courant dans les vingt-quatre ou quarante-huit heures après la réception de la lettre, et recevront le nécessaire par l'entremise du pharmacien qu'ils désigneront eux-mêmes.

(1) Les malades qui ne craignent pas l'amertume laisseront fondre ces pastilles dans la bouche.
(2) En cas de fatigue, laisser reposer le malade quelques jours et cesser les bains chauds. Reprendre ensuite le traitement jusqu'à guérison radicale.

PRIX D'UN TUBE de 15 pastilles : **3 fr.**

Remise de 30 pour cent à MM. les Membres du Corps médical pour les spécifiques destinés à leur usage personnel, ou à l'usage de leur famille.

S'adresser à **M. Ch. DÜRR**, Avenue des Ternes, 100, PARIS

Nevers, imp. et lith. G. VALLIÈRE.

www.ingramcontent.com/pod-product-compliance
Lightning Source LLC
Chambersburg PA
CBHW050407210326
41520CB00020B/6492